4

MÉMOIRE

Concernant les accidens qui résultent, très-souvent, de l'abus des cataplasmes émolliens, dans leur emploi contre les bubons syphilitiques ;

Par M. Bernard ROQUES,

Docteur en médecine de la Faculté de Montpellier ; chirurgien aide-major au 3.e Régiment du Corps Royal du Génie ; membre correspondant de la Société de Médecine-Pratique de Montpellier ; de la Société Royale de Médecine de Bordeaux ; des Sociétés Royale et Académique de Médecine de Marseille ; de l'Académie des Sciences, Belles-lettres et Arts de Toulon ; du Collége Médical Ionien, etc.

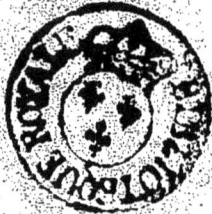

Duo in morbis præstanda sunt, adjuvare aut saltem non nocere.
Hipp., *Epidem. liber* I.

Après avoir long-temps recherché la cause de divers accidens que j'ai eu fréquemment occasion d'observer, sur des militaires atteints de bubons vénériens, et qui, dans certains hôpitaux où ces maladies étaient traitées, se terminaient très-souvent d'une manière funeste ; je me suis convaincu

I

que ces accidens dépendaient communément de
l'abus que plusieurs praticiens faisaient des cataplasmes émolliens, en les appliquant indistinctement sur ces sortes de tumeurs, maladies les plus
fréquentes et les plus dangereuses parmi les affections vénériennes primitives. Il suffit, en effet, de
considérer l'état physiologique des organes qui
sont le siége ordinaire des bubons, d'observer la
marche et les différences de ceux-ci ; de les com-
parer avec la marche et la nature des symptômes
des maladies lymphatiques, en général, pour se
convaincre bientôt des inconvéniens qui doivent
résulter de l'application de ces topiques, lorsqu'on
les emploie sans discernement contre tous les
bubons syphilitiques.

Le docteur Fritze assure (1), qu'un bubon qui
suppure est un mal long, douloureux, souvent
accompagné de dangers, et qui donne, par lui-
même, beaucoup de tourmens au malade : *un
bubbone che suppura*, dit-il, *è un male longo,
doloroso, e sovente con pericolo, che già da per se
dà molto da fare al paziente.* « Les ulcères qui
succèdent aux bubons qui ont suppuré, dit B.
Bell (2), sont difficiles à guérir.....; la meilleure
méthode curative, consiste à prévenir la formation du pus, et à procurer la résolution de toutes

---

(1) *Compendio sulle malat. vener., sezi. 2, cap. 21, pagin.*
131 ; *terza ediz. ital., tradot. dal Todesco ;* per G. B. Monteggia.
Milano, 1806.

(2) Traité de la gonorrh. virul. et de la malad. vénér., tom. II,
pag. 555. Paris, 1802.

les tumeurs de ce genre, par l'application convenable du mercure avec d'autres moyens ». Ces
assertions sont encore appuyées par d'autres auteurs, et par ma propre expérience. J'ai cons-
tamment observé que la résolution des bubons
vénériens, était, sous tous les rapports, la solu-
tion la plus avantageuse; et s'il n'est pas toujours
au pouvoir de l'Art de l'obtenir, il peut au moins
prévenir la suppuration abondante, ainsi que les
autres accidens fâcheux qui résultent de l'emploi
trop général et irréfléchi des cataplasmes émolliens.

Il est aisé de voir, d'après ce qui précède,
combien je suis éloigné de partager l'opinion de
quelques médecins, sur la nécessité de provoquer
la suppuration des bubons syphilitiques, pour
éviter, selon eux, l'absorption du virus vénérien
qui doit résulter de leur résolution ; à moins
que, contre mon attente, il soit possible d'ex-
clure, par ce moyen, l'usage des préparations
mercurielles de leur traitement, dont l'expérience et l'observation ont constaté depuis long-
temps l'utilité. En effet, il est hors de doute que
les bubons qui suppurent, comme ceux qui se
terminent par résolution, sont ordinairement
suivis d'une syphilis constitutionnelle, et que les
uns et les autres exigent un traitement mercuriel
pour en obtenir la cure radicale. Or, l'opinion
de ceux qui pensent qu'il est nécessaire de les
faire suppurer est purement illusoire, puisque
cette méthode ne dispense point de recourir au
traitement anti-vénérien, et qu'elle a d'ailleurs,

ainsi que je l'ai déjà dit, l'inconvénient d'être
fréquemment suivie d'accidens graves et funes-
tes, que l'on n'a point à craindre lorsqu'on est
assez heureux pour obtenir la résolution de ces
tumeurs.

D'abord, on sait depuis long-temps que le virus
vénérien agit, dans le principe, sur le système
absorbant, et qu'un des symptômes primitifs et
même consécutifs, le plus fréquent de cette in-
fection, est un engorgement d'une ou de plusieurs
glandes lymphatiques, auquel on a donné le nom
de bubon, parce que les glandes inguinales sont,
par leurs rapports avec les parties externes de la
génération, les plus exposées et le plus souvent
atteintes par l'impression de ce virus; sans néanmoins que celles des autres parties soient à
l'abri d'en être primitivement ou consécutivement
affectées. D'un autre côté, les nombreuses expé-
riences physiologiques, qui ont été faites sur le
système lymphatique, ont fait connaître le peu
de sensibilité dont celui-ci jouit dans l'état na-
turel, comme les observations et l'expérience de
tous les praticiens le prouvent dans l'état patho-
logique, par les caractères lents qui distinguent
les maladies de ce système, tant dans leur développement et leur marche, que dans leur guérison.
Or, il est évident que les bubons vénériens doivent avoir, en général, les caractères de la plupart
des autres maladies lymphatiques, et qu'ils doivent être rarement accompagnés d'une inflammation assez intense pour exiger l'application,

long-temps continuée, de cataplasmes émolliens,
dont les effets sont le plus souvent nuisibles,
ainsi que je l'exposerai plus amplement dans le
cours de ce mémoire. Cependant, il faut convenir
que les glandes lymphatiques sont, comme presque toutes les autres parties du corps, susceptibles de s'enflammer, et que l'action stimulante
du virus vénérien peut, à certaines époques,
produire cet effet à des degrés différens, chez
les jeunes personnes d'une constitution robuste,
d'un tempérament sanguin, et dont la suscepti-
bilité nerveuse est plus ou moins grande; d'où il
résulte que l'emploi ménagé des cataplasmes émolliens, dont je cherche à faire connaître les abus,
est, dans plusieurs cas, d'une utilité reconnue.

Les auteurs qui ont écrit sur les maladies vénériennes, et les vrais praticiens qui les ont
observées, distinguent les bubons syphilitiques
en idopathiques ou primitifs, et en symptoma-
tiques ou consécutifs. Ils ont encore observé que
les uns et les autres étaient phlegmoneux ou inflammatoires, ou bien plus ou moins indolens,
et toujours sans inflammation essentielle (1). Et
c'est d'après cette dernière distinction que M.

_____

(1) Je nomme inflammation essentielle, celle qui est active et
aiguë, qui attaque principalement les glandes inguinales et le tissu
cellulaire adjacent, irrités et engorgés par l'action du virus syphi-
litique ; car celle qui n'atteint que les tégumens est érysipélateuse,
chronique ou fausse., et occasionnée par l'abus des relâchans ;
ou bien elle est l'effet d'une trop grande distension, produite par
l'engorgement glanduleux, ou elle est excitée par l'action de quelque topique trop irritant, comme je l'observerai plus loin.

Swédiaur avait d'abord divisé les bubons vénériens en *toniques* et *atoniques*, et que, pour parler plus exactement le langage de Brown, il les divise aujourd'hui (1) en *sthéniques* et *asthéniques*. Quant à moi, je pense que, si la division des bubons vénériens en primitifs et en consécutifs est utile dans certains cas, elle est cependant la moins importante, car elle n'a, le plus souvent, aucun but thérapeutique bien positif. La dernière division, au contraire, me paraît beaucoup plus avantageuse, soit par rapport aux lois générales de la vitalité, sur lesquelles elle repose, soit à raison des symptômes particuliers, sur lesquels elle est fondée, soit, enfin, eu égard aux indications curatives que l'on peut en déduire, et surtout relativement au traitement local. D'ailleurs, chacune des deux espèces de bubons, établies par M. Swédiaur, présentent des nuances particulières, ou des variétés accidentelles, dépendantes de l'idiosyncrasie des sujets, d'un traitement mal combiné, etc., qui sont également essentielles à connaître dans la pratique.

Une fois que le virus vénérien a été absorbé par les vaisseaux lymphatiques, il peut être de suite transmis par eux, jusque dans le canal thorachique, et de là dans le torrent de la circulation. Néanmoins il arrive, le plus souvent,

---

(1) Trait. compl. sur les symptômes, les effets, la nature et le traitement des maladies syphilit., Tom. I, pag. 412; Paris, 1817.

que ce virus est d'abord déposé en totalité ou en partie, dans une ou plusieurs glandes, où il séjourne pendant plus ou moins de temps sans donner aucun signe de sa présence, soit par rapport à sa quantité ou au degré de son activité, soit à raison de la sensibilité plus ou moins grande des sujets. Mais enfin, une ou plusieurs glandes, se trouvant ainsi irritées par la présence du virus vénérien, s'engorgent, et cet engorgement s'opère plus ou moins promptement : 1.º suivant que les malades sont jeunes, forts, d'un tempérament sanguin et sensible; 2.º qu'ils sont d'une constitution lymphatique, faible et peu irritable : c'est de ces diverses circonstances que dépendent les deux espèces de bubons syphilitiques dont il a été fait mention.

Dans le dernier cas, dont il vient d'être parlé, l'engorgement est lent, avec peu ou point de douleur et sans inflammation essentielle; ou bien celle-ci est très-légère et n'affecte que les tégumens très-distendus par le gonflement glanduleux, ou trop irrités par des topiques, etc. Ces bubons sont le plus ordinairement petits; quelquefois cependant, ils sont volumineux, avec ou sans fluctuation, durs, squirrheux, stationnaires, plus ou moins indolens, difficiles à être excités, à se résoudre, et encore plus à s'enflammer : telles sont les différences remarquables d'où résultent les variétés des bubons asthéniques ou sans inflammation essentielle.

Dans le premier cas, au contraire, en général

plus rare que l'autre, et surtout chez les militaires, les malades éprouvent d'abord un sentiment douloureux d'irritation, suivi d'un surcroît de sensibilité, de chaleur et de vitalité locales, d'une accélération de la circulation et d'une accumulation de sang et de lymphe vers le point irrité ; d'où il résulte un gonflement et une distension des parties, une rougeur vive et animée, une douleur pulsative, et, enfin, tous les symptômes d'une inflammation locale, et même générale (1). Mais ces symptômes ont divers degrés d'intensité, depuis le phlegmon le mieux caractérisé jusqu'à une inflammation modérée ou légère ; et c'est de ces différens degrés d'inflammation que dépendent les principales variétés de cette espèce de bubon, que l'on nomme inflammatoire ou sthénique.

Quoi qu'il en soit de toutes les variétés que les deux espèces de bubons peuvent présenter, les divers états inflammatoires doivent être en général considérés comme les résultats des forces que la nature emploie, contre la cause morbifique, qu'il est nécessaire de modérer pour prévenir les effets nuisibles d'une trop vive inflammation, comme dans les bubons sthéniques, et qu'il faut rendre plus puissant, au contraire, lorsqu'on veut provoquer la résolution ou la suppuration

---

(1) Les symptômes généraux de l'inflammation, sont inséparables d'un vrai phlegmon, tandis qu'ils accompagnent assez rarement les bubons inflammatoires ; ce qui prouve que l'inflammation des glandes lymphatiques, est, par elle-même, en général, peu intense.

de ceux qui sont stationnaires et indolens. En effet, l'inflammation, considérée d'une manière générale, est, pour me servir, en passant, des expressions du professeur Richerand : « l'augmentation des propriétés vitales, dans la partie qui en est le siège.... (1); un moyen qu'emploie la nature pour repousser l'atteinte des agens nuisibles, auxquels elle ne peut opposer, lorsqu'ils sont introduits dans le corps, ou appliqués à sa surface, qu'un développement plus marqué des forces qui l'animent...(2). Une force vitale qui n'est autre chose, selon le même professeur, que la nature médicatrice, plus puissante que le médecin, dans la guérison d'un grand nombre de maladies, et dont tout l'art de ce dernier consiste, le plus souvent, *à réveiller l'action ou à diriger l'exercice* (3)». D'ailleurs, il est beaucoup plus rare que l'on ne croit, de voir, surtout dans les hôpitaux militaires, des bubons syphilitiques portés à un très-haut degré d'inflammation, au point d'exiger l'usage des topiques relâchans aussi long-temps qu'on a coutume de les employer, car plusieurs raisons s'y opposent. Tout le monde sait, d'abord, que les militaires sont presque habituellement soumis à l'influence d'un grand nombre de causes débilitantes, dont les principales sont les fatigues, les privations de toute espèce, les affections morales tristes, l'insalu-

(1) Nouv. Élém. de Physiologie, tom. I, pag. 98 ; 7.e et dernière édit. Paris, 1817.

(2) *Ibid.*, pag. 103-4.

(3) *Loc. cit.*, pag. 97-8.

brité de la plupart des casernes et des hôpitaux militaires, où ils sont reçus et encombrés, etc., etc.

J'ai déjà exposé que les bubons vénériens consistent dans un engorgement des glandes conglobées, parties les plus faibles du système lymphatique, et que les affections de ce système ont en général un caractère de lenteur qui les distingue. « C'est au long séjour des sucs lymphatiques dans les glandes conglobées, dit M. Richerand (1), à la faiblesse relative des parois vasculaires de ces parties, que doit être attribuée la fréquence de leurs engorgemens. L'action des causes débilitantes, portée sur le système lymphatique, *affecte surtout les glandes, qui en sont les portions les plus faibles.* Alors, les vaisseaux qui entrent dans leur structure languissent ou cessent tout-à-fait d'agir ; les sucs, qui arrivent continuellement, s'accumulent ; la partie la plus fluide traverse seule l'organe glanduleux ; les particules les plus grossières restent ; l'humeur devient plus épaisse, durcit, et forme des engorgemens de toute espèce ; de là, dit-il ailleurs (2), *l'utilité d'échauffer les tumeurs froides, d'exciter un léger degré d'inflammation dans les glandes engorgées, afin que la résolution s'en opère* ».

Or, d'après tous les faits qui précèdent, pourquoi recourir indistinctement, contre la presque totalité des bubons syphilitiques, à l'application

(1) *Ibid.*, pag. 309-10.
(2) *Ibid.*, pag. 29.

des cataplasmes émolliens, ou autres topiques débilitans, ainsi que beaucoup de praticiens le font et comme je l'ai vu très-souvent pratiquer? Pourquoi ces praticiens n'en bornent-ils pas l'usage aux bubons dont l'inflammation est trop forte ou trop active? Pourquoi les emploient-ils, dans ces derniers cas, jusqu'à leur complète maturité, leur ulcération spontanée, et même plus tard? Pourquoi, enfin, ne les proscrivent-ils pas toutes les fois que les bubons sont indolens ou asthéniques? Pour bien apprécier l'usage de ces topiques et en faire mieux connaître les abus, les inconvéniens et les avantages dans les divers cas dont il a été question, il s'agit de considérer isolément et d'une manière succincte, les deux espèces de bubons dans leurs divers états.

Les bubons vénériens asthéniques, ceux qui affectent communément les sujets qui sont faibles, d'une constitution lymphatique et peu irritables, s'annoncent, comme je l'ai déjà fait observer, par un gonflement glanduleux, extrêmement lent à se former, avec induration plus ou moins grande, ordinairement sans douleurs et sans inflammation active, et, si celle-ci existe, elle n'affecte que les tégumens trop distendus par le gonflement des glandes, ou trop irrités par des topiques très-stimulans, etc. Ces bubons restent communément stationnaires pendant un temps très-long, sont indolens, durs, et presque squirrheux; d'autres fois, ils sont avec fluctuation partielle ou générale, ou bien avec engorgement œdémateux des tégumens et du tissu cellulaire sous-cutané ; état morbide résultant d'un défaut d'action des forces vitales des parties affectées, ou de l'application inconsidérée de cataplasmes relâchans ou autres topiques débilitans : aussi ne peuvent-ils, très-souvent, être excités par des stimulans les plus actifs.

En rapprochant tous ces faits de ce que j'ai dit au sujet du système lymphatique, considéré tant dans l'état de santé que dans celui de maladie, on verra que les variétés du bubon asthénique, sont toutes de nature à exiger un degré plus ou moins grand d'excitation. Le meilleur moyen, pour cet effet, le premier qu'il convient d'employer, selon moi, est l'administration de la pommade mercurielle, en frictions sur la partie interne et supérieure de la cuisse, et sur la face interne de la jambe, à l'exception, peut-être, des cas, assez rares, dans lesquels il y a trop de douleur ou de sensibilité, circonstance où les cataplasmes adoucissans et anodins, appliqués pendant peu de temps, peuvent être employés avec avantage. Si, toutefois, il existait, au contraire, une phlegmasie cutanée ou érysipélateuse, dépendante de la distension des tégumens, par un gonflement glanduleux considérable, d'une irritation sympathique ou de l'emploi mal calculé de topiques irrritans, on pourrait recourir avec succès à des bains tièdes, et à des fomentations faites avec

une décoction émolliente, ou avec une infusion
de fleurs de sureau, ou bien avec l'eau végéto-
minérale de Goulard, etc. Et, en supposant que
l'exaltation de la sensibilité et l'inflammation
cutanées fussent réfractaires à ces moyens, je
pense que l'on doit toujours avoir la précaution
de n'employer les applications émollientes que
pendant peu de temps, et qu'en les alternant
avec des excitans propres à favoriser la résolution.
C'est par l'usage alternatif des doux relâchans et
des résolutifs plus ou moins énergiques, que
l'on parvient à dissiper peu à peu l'engorgement
œdémateux des tégumens et du tissu cellulaire,
l'état dur et presque squirrheux de ce dernier,
ainsi que des glandes, en rendant, par les uns,
les vaisseaux de ces parties plus perméables aux
fluides qui les engorgent, et en excitant la résolution de ceux-ci par les autres. C'est ainsi que
l'on parvient également à éviter l'induration ou
l'état de squirrhosité de ces parties, que les résolutifs trop actifs ne manquent pas de produire très-
souvent, de même que les relâchans, lorsqu'on les
emploie sans le concours alternatif ou simultané
des uns et des autres. Il convient ensuite de faire
succéder à ces moyens quelques toniques et résolutifs seuls, pour terminer la résolution et
consolider le traitement local. Les bains chauds
conviennent aussi dans le traitement des bubons
indolens ou asthéniques, tant pour aider l'action
du mercure, qui doit faire la base du traitement,
que pour favoriser leur résolution. Mais, il arrive

parfois que l'on ne peut exciter que difficilement les glandes engorgées; ce qui est un très-grand obstacle à la résolution ou à la suppuration de ces parties, et rend, quelquefois, l'une et l'autre impossibles. On tâche néanmoins d'exciter la sensibilité de ces tumeurs par l'application d'un emplâtre de *vigo cum mercurio*, seul ou mêlé avec celui de ciguë, de savon, de gomme ammoniaque, etc.; et dans les cas de bubons indolens les plus rebelles, on a encore employé avec succès, des embrocations sur la partie interne et supérieure de la cuisse, du côté affecté, avec un liniment ammoniacal simple, ou avec addition de quelques gouttes de teinture de cantharides, de vésicatoires rubéfians sur la tumeur, et même l'électricité, selon M. Birch, chirurgien de Londres. Les amers et les toniques, administrés à l'intérieur, peuvent être aussi très-utiles, et ne doivent pas être négligés. Mais les caustiques sont quelquefois les seuls moyens capables de remédier aux engorgemens durs ou squirrheux des glandes et du tissu cellulaire, qui compliquent certains bubons vénériens indolens (1). Ces moyens doivent être aussi en général employés, de préfé-

---

(1) J'observerai, cependant, que, dans les cas dont il vient d'être fait mention, les caustiques ne doivent être employés qu'avec circonspection et lorsqu'on y est forcé par des circonstances impérieuses; car, le plus souvent, ces sortes d'engorgemens se dissipent d'eux-mêmes, avec le temps, par le seul effet des opérations vitales de décomposition, et de composition nutritive de nos organes.

rence à l'instrument tranchant, toutes les fois qu'il est question d'ouvrir les foyers purulens qui se forment à différentes époques, dans l'intérieur de ces bubons. C'est, surtout, dans de telles circonstances que beaucoup de praticiens emploient divers cataplasmes émolliens, dans l'intention de favoriser la suppuration ou l'ouverture spontanée de ces tumeurs, sans s'apercevoir que, sous plusieurs rapports, ils sont absolument contre-indiqués et quelquefois même suivis des plus graves inconvéniens.

Les bubons vénériens sthéniques ou inflammatoires, sont ceux qui, comme il a été dit, affectent les personnes jeunes et robustes, d'un tempérament sanguin, sensibles et irritables. Aussi, au lieu de se présenter, comme les précédens, avec la lenteur qui leur est propre, leur développement est rapide, précédé ou accompagné de douleur, de chaleur, d'un gonflement des glandes, du tissu cellulaire adjacent, et des tégumens correspondans, etc. Cette inflammation est vive ou légère. Dans le premier cas, il est nécessaire de la ramener à un type modéré, au moyen des cataplasmes émolliens ou autres topiques semblables, de la diète, de quelque saignée générale ou locale, de bains tièdes, d'une boisson délayante simple ou stibiée, d'un vomitif, de lavemens, de purgatifs, etc. C'est alors que les cataplasmes émolliens, et les autres moyens, sont spécialement indiqués, pour prévenir les effets nuisibles d'une trop forte inflammation, tels que

l'induration, la gangrène, une suppuration trop
considérable, etc., dont les suites sont toujours
plus ou moins à craindre. Et toutes les fois que
l'inflammation est, au contraire, modérée ou
légère, il convient en général de l'abandonner à
elle-même ; car, outre qu'elle tend, par sa nature,
à une terminaison favorable, les moyens généraux, qui doivent faire partie du traitement anti-
vénérien, tels que le régime, les bains généraux,
une boisson appropriée, etc., doivent seuls la
réduire à un état convenable pour obtenir sa
résolution et celle de l'engorgement glanduleux,
ou pour éviter, au moins, les suites fâcheuses qui
peuvent résulter d'une suppuration trop abondante.

M. Swédiaur conseille, aussi, les frictions mercurielles dans le commencement de l'engorgement
glanduleux inflammatoire (1); et, tout en recom-
mandant, alors, ce moyen, comme le meilleur
résolutif-sédatif, il ne craint pas, avec quelques
autres auteurs, d'augmenter l'irritation ni l'inflammation des bubons sthéniques. Le célèbre
Monteggia dit, à cette occasion, dans une note
qu'il a ajoutée à la traduction de l'ouvrage déjà
cité (2), que : si on réfléchit que la cause inflammatoire des bubons est le virus vénérien, on verra
que le mercure peut, en détruisant ce dernier
dans la glande, faire cesser plus promptement

---

(1) Ouvrag. cit , tom. 1 , pag. 421 et suiv.
(2) Fritze, *loc. cit.*, pag. 132-33.

l'inflammation au lieu de l'augmenter : *se si ri-flette*, dit-il, *che la causa infiammante ne' bubboni è il veleno venereo, potrà il mercurio domando il veleno in sito, far cessare anzi più prontamente l'infiammazione.* Et c'est ici le cas d'appliquer cet axiome si connu : *sublatâ causâ tollitur effectus.*

Dès que l'inflammation est enfin sensiblement ramenée au type convenable pour qu'elle se termine par résolution, ou par une suppuration modérée, soit par l'action des forces vitales, soit par l'effet des frictions mercurielles, soit au moyen de la diète, des cataplasmes émolliens, etc., elle exige la suppression de ces derniers, et l'emploi de quelques résolutifs, plus ou moins actifs, suivant l'urgence des cas, la sensibilité particulière des sujets et celle de la partie affectée. C'est à cette époque que les topiques relâchans commencent à devenir nuisibles, et que les bubons inflammatoires prennent souvent la plupart des caractères de ceux qui sont primitivement asthéniques ou indolens; c'est alors que leur usage continué est ordinairement suivi d'accidens graves, qui entraînent la perte de beaucoup de malades, ainsi que j'ai eu très-souvent occasion de l'observer dans plusieurs hôpitaux militaires. Mais avant de parler du développement et de la succession de ces accidens, il est nécessaire que je rappelle un état inflammatoire particulier, que beaucoup de praticiens confondent avec la véritable inflammation, et dont elle est très-souvent la suite :

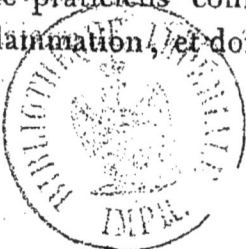

2

car c'est de ce défaut de distinction, que me paraît principalement dépendre l'usage abusif que l'on fait, en général, des topiques relâchans contre les bubons vénériens.

D'abord, les pathologistes ont paru jusqu'à ce jour peu d'accord sur ce que l'on doit entendre par inflammation proprement dite, et je pense que cela vient de ce qu'ils n'ont point suffisamment déterminé les caractères essentiels de cet état morbide. En généralisant beaucoup trop, comme ils ont fait, l'acception du mot inflammation, on a souvent pris pour elle un état, en apparence inflammatoire, qui devait en être essentiellement distinct, tant par rapport aux caractères qui lui sont propres, qu'à raison du traitement particulier qu'il exige. C'est à ce défaut de distinction que l'on doit attribuer certaines erreurs de pratique, dont j'ai été souvent témoin, ainsi que les définitions inexactes qui ont été données jusqu'à présent de l'inflammation en général.

La division des inflammations, en idiopathiques, sympathiques, spéciales, gangréneuses, etc., est sans contredit très-utile ; mais une autre qui a été admise long-temps avant, me paraît encore plus essentielle, puisque les unes et les autres peuvent se rapporter à deux chefs principaux, sur lesquels cette distinction est établie, d'après la nature de leurs symptômes, et le traitement particulier qui leur convient. En effet, c'est sur les dénominations, tour à tour employées, de vraies,

légitimes, aiguës, actives ou sthéniques, et de
fausses, bâtardes, chroniques, passives ou asthéniques, que la division des inflammations est
depuis long-temps établie par les pathologistes;
et c'est aussi sur elle que reposent, en général, les
principes généraux de leur traitement, en ayant
égard, toutefois, à quelques considérations particulières, et notamment aux causes spécifiques qui
peuvent les produire ou les compliquer.

La première de ces deux inflammations, que je
nomme active ou essentielle, est caractérisée par
les symptômes dont j'ai tracé le tableau, en parlant
des bubons vénériens inflammatoires ou sthéniques, auxquels on peut appliquer, comme au
vrai phlegmon, à la péripneumonie, à la pleu-
résie, à la néphrite essentielle, etc., la définition
que M. Richerand a donné de l'inflammation,
d'une manière beaucoup trop générale, à la vérité,
et tout ce que j'ai déjà dit à cet égard.

La deuxième espèce d'inflammation, ou plutôt
cet état *inflammatoïde*, qui est souvent confondu
avec la première, affecte les personnes d'une
constitution naturellement faible et lymphatique,
peu sensibles et irritables, les parties qui sont
affaiblies par l'intensité d'une inflammation très-
active, ou par l'emploi immodéré de cataplasmes
relâchans ou autres topiques débilitans. Cette
espèce d'inflammation est ordinairement sans
douleur aiguë, sans chaleur, sans tension, sans
pulsation, et, à peu près, analogue à celle que
l'on observe autour des ulcères scrophuleux et

scorbutiques, à celle qui accompagne l'anthrax,
la pustule maligne, les bubons pestilentiels, etc.
La partie qui en est affectée est d'un rouge foncé
ou livide; et, dans les bubons vénériens, elle attaque principalement les tégumens, qui sont en
général mous, œdémateux ou infiltrés, et dont
l'épiderme se détache plus ou moins facilement.
Cette rougeur, bien différente de celle de l'inflammation vraie ou active, doit donc être re-
gardée comme une inflammation passive ou asthénique, soit par rapport à la nature des symptômes et à l'état des solides qui la caractérisent,
soit à raison des moyens topiques et des remèdes
internes qui lui conviennent. En général, on peut
considérer cette espèce d'inflammation comme
un état voisin ou avant - coureur de la gangrène, si, au lieu d'employer inconsidérément les
topiques relâchans ou débilitans, on n'a ausssitôt
recours aux toniques et aux stimulans internes
et externes, dont les plus puissans ne peuvent
très-souvent arrêter le développement, ni les
suites fâcheuses.

C'est cette espèce d'inflammation, que beaucoup
de praticiens prennent tous les jours pour l'inflammation essentielle ou active, qui s'observe
dans un grand nombre de bubons syphilitiques
asthéniques ou indolens, comme dans ceux qui
sont primitivement inflammatoires, par l'emploi immodéré et trop long-temps continué de
cataplasmes émolliens ou autres topiques débilitans. C'est ainsi que les tégumens, le tissu

cellulaire abondant et lâche de l'aine, et même
les glandes inguinales déjà tuméfiées, affaiblis
par une inflammation trop active, ou trop relâchés par l'abus de ces topiques, se laissent pé-
nétrer par le sang et la lymphe qui s'y rendent
en grande quantité, s'engorgent, se tuméfient et
se dilacèrent. Cet état d'inaction des solides, sur
les fluides qui les traversent et les infiltrent,
donne lieu à la formation d'un dépôt purulent,
et à un décollement considérable des tégumens:
alors on se décide à les ouvrir, ou bien on
continue l'usage des topiques relâchans jusqu'à
leur ulcération spontanée.

Dans les cas où l'on se décide à ouvrir les
bubons, l'art offre deux moyens pour y procéder:
l'un est l'instrument tranchant, et l'autre la cautérisation.

Le premier de ces deux moyens doit être pré-
féré à l'autre pour l'ouverture des bubons inflammatoires, et toutes les fois que les tégumens
ont conservé leur épaisseur et qu'ils paraissent
susceptibles de se recoller. Cette ouverture peut
se faire de diverses manières. Jadis on y procé-
dait, suivant Astruc, par une incison cruciale,
dont on retranchait les angles; procédé que Ber-
trandi a cherché à faire revivre, mais qui est
cependant à peu près abandonné de nos jours.
Beaucoup de praticiens se contentent de faire,
aujourd'hui, d'après les conseils de M. Swédiaur,
une très-petite ouverture à ces tumeurs, toutes
les fois que l'on se décide à les ouvrir; car ce

médecin, d'ailleurs si célèbre, préfère que l'on
abandonne en général ce soin à la nature. Mais,
en consultant l'observation et l'expérience, on
voit combien les petites ouvertures des bubons,
soit spontanées, soit artificielles, sont défectueuses
et le plus souvent préjudiciables. Aussi les praticiens observateurs et exercés, préfèrent-ils
une bonne incision à la partie la plus déclive
de la tumeur, qu'ils proportionnent au volume
de celle-ci et qu'ils pratiquent dans le pli de
l'aine ou suivant sa direction. En procédant, ainsi
on vide complètement le foyer purulent, on
évite le séjour du pus dans son intérieur, ainsi
que diverses ouvertures fistuleuses ou même la
gangrène : phénomènes qui sont l'effet du relâ-
chement et de la dénudation des tégumens, que
l'abus des cataplasmes émolliens et le séjour de
la matière purulente produisent ordinairement.
Pour prévenir d'ailleurs ces inconvéniens, il faut,
comme on le conseille pour les abcès qui se forment à la marge de l'anus, et dans toutes les
parties où il y a beaucoup de tissu cellulaire qu'il
est utile de ménager, procéder de bonne heure
à l'ouverture des bubons vénériens sthéniques
ou inflammatoires; sans cette précaution on voit
communément ces accidens, et divers autres plus
ou moins redoutables, se développer par suite
d'une suppuration considérable, et de la désorganisation des tégumens et du tissu cellulaire sous-
cutané de l'aine. Ce n'est donc qu'en ouvrant de
bonne heure les bubons vénériens dont il s'agit,

par une incision convenable, que l'on parvient
à éviter les accidens qui résultent d'une méthode
opposée, et que l'on obtient ordinairement dans
peu de temps, par une compression méthodique-
ment faite, au moyen des compresses graduées
et d'un spica de l'aine, le recollement des tégumens, à moins que ceux-ci ne soient déjà dénudés, qu'un engorgement ou un état squirrheux des glandes inguinales ne s'opposent à leur
adhésion et ne rendent leur ouverture fistuleuse.
Enfin, lorsque, par des soins convenables et mé-
thodiques on a su prévenir tous les accidens dont
je viens de parler, ce procédé a encore l'avantage d'éviter les cicatrices difformes et adhérentes,
qui sont toujours plus ou moins fâcheuses pour
les malades.

La cautérisation est préférable à l'instrument
tranchant pour procéder à l'ouverture de certains
bubons indolens, et chaque fois qu'il n'y a que
peu ou point d'inflammation, que les tégumens
ont perdu leur action, ou qu'ils sont dénudés et
dans un état qui ne permet point d'espérer leur
recollement. Le caustique le plus usité pour cette
opération est la potasse caustique (pierre à cautère), à laquelle on substitue quelquefois le ni-
trate d'argent fondu (pierre infernale), ou les
trochisques d'oxide rouge de plomb *(minium);*
mais quelques personnes de l'art préfèrent à ces
moyens le cautère actuel, toutes les fois que le
foyer purulent est considérable, et que les tégu-

mens sont désorganisés. On sait que les anciens (1)
ont conseillé l'application d'un fer incandescent
dans le cas d'anthrax, de pustule maligne, etc.; et
c'est sans doute d'après ce conseil et l'analogie
qui existe entre ces maladies et les bubons syphilitiques qui sont dans cet état, et qui ont une
tendance plus ou moins grande à se grangrener,
que les médecins Napolitains emploient ordinairement le cautère actuel pour les ouvrir. Cette
pratique est, en effet, très - propre à ranimer
l'action vitale des parties trop-affaiblies et adjacentes à celles qui sont cautérisées; elle prévient
aussi, très-souvent, leur gangrène, et est fréquemment suivie du plus grand succès. Mais, il est
bien plus rationnel, ce me semble, de rejeter de
la pratique l'emploi des topiques relâchans dans
les cas où ils peuvent produire de mauvais effets,
et éviter par là la nécessité de recourir à des
moyens violens et extrêmes, quelquefois aussi
incertains dans leurs effets, que douloureux et
difficiles à mettre en usage chez le plus grand
nombre de malades.

Quel que soit enfin, parmi les moyens dont il a
été parlé, celui que l'on préfère pour pratiquer
l'ouverture des bubons vénériens qui se terminent
par suppuration, il convient, au lieu d'employer
abusivement des topiques relâchans, de faire dans
tous les cas une ouverture suffisamment grande,

(1) Vid. A. Cornelius Celsus, lib. V, cap. 28.

avant que le foyer purulent et la dénudation des tégumens soient trop considérables; sans cela le foyer se vide toujours d'une manière incomplète, le pus séjourne dans son intérieur, les tégumens se désorganisent complètement, s'ulcèrent en divers endroits et ne peuvent plus se recoller, quels que soient les moyens que l'on emploie pour arriver à ce but. Leur excision, au moyen de ciseaux ou d'un bistouri, est alors l'unique ressource que l'art possède, ou bien la gangrène finit ordinairement par les détruire, et même par envahir les parties adjacentes. Ces divers accidens sont encore fréquemment accompagnés de quelques autres plus graves, qui sont souvent suivis de la mort, ou qui rendent au moins la guérison très-difficile, et dont on n'obtient celle-ci, d'ailleurs, qu'après beaucoup de temps et avec des cicatrices désagréables.

De même, lorsqu'on attend l'ouverture spontanée des bubons vénériens, et qu'on la favorise au moyen de cataplasmes émolliens, comme on le pratique, très-souvent, sans avoir égard à aucune des considérations précédentes, il en résulte d'abord, comme j'en ai fait la remarque, la destruction du tissu cellulaire abondant de l'aine et de ses parties environnantes, un dépôt purulent énorme, et un décollement considérable des tégumens. Ceux-ci, se trouvant ainsi relâchés, distendus et amincis, se crevassent, et le foyer purulent se vide d'une manière incomplète, à peu près comme dans les cas où l'on ne fait qu'une petite

ouverture. La première évacuation purulente, la
suppuration communément abondante et de lon-
gue durée, qui sont la suite de cette ulcération,
affaiblissent considérablement la plupart des malades, qui ne tardent pas ordinairement à être
atteints d'une fièvre gastrique ou adynamique.
L'absorption de la matière purulente, qui résulte
de son séjour plus ou moins long dans l'intérieur
du foyer; l'air des hôpitaux qui est toujours plus
ou moins infecté par des gaz non respirables, par
des principes délétères, miasmatiques et conta-
gieux, qui émanent de la respiration et de la
transpiration des malades, ou qui proviennent de
la décomposition des matières animales excrétées
par divers autres émonctoires de leurs corps ,
qu'ils respirent ou absorbent par les surfaces cutanées et muqueuses, donnent communément
lieu au développement des fièvres du plus mauvais
caractère. Alors, trop relâchés, usés, décollés,
désorganisés et sans action, les tégumens correspondant à l'engorgement glanduleux, ceux des
parties supérieures, antérieures et internes de la
cuisse, et inférieures de l'abdomen se gangrènent;
une large surface ulcérée, ordinairement de très-
mauvaise nature, et une suppuration des plus
abondantes, sont le plus ordinairement la suite
d'une pareille désorganisation. De là, un dépéris-
sement et un état de marasme plus ou moins
complet que ces malades éprouvent, et auxquels
plusieurs succombent dès la première fois; de là,
des récidives de gangrène avec fièvre gastro-adyna-

mique; adynamique ou ataxique, plus ou moins
nombreuses et rapprochées ; qui surviennent
chez ceux qui échappent aux premiers dangers ;
de là, enfin, la mort, qui est presque toujours le
terme des souffrances de ces malheureux, et, en
général, comme je crois l'avoir prouvé, une suite
de l'abus des cataplasmes émolliens : tel est au
moins le but principal que je me suis proposé
dans ce mémoire, d'après les nombreux exemples
que j'ai eu occasion d'observer à cet égard. Du
reste, ceux que j'ai vu échapper à la mort, n'ont
été délivrés de leurs souffrances inouïes que par
de larges cicatrices, difformes et adhérentes, qui
rendaient les mouvemens des cuisses plus ou
moins difficiles et quelquefois même impossibles,
au moins pendant plusieurs mois. Et je dois encore ajouter, que j'ai rarement vu des Français
échapper à ces dangers, dans les hôpitaux militaires du Piémont et de l'Italie; tandis que j'ai
vu plusieurs fois des militaires Piémontais et Ita-
liens, les surmonter tour à tour, et guérir après
six mois, et quelquefois après plus d'un an de
périls et de souffrances.

Enfin, on voit d'après tout ce que j'ai exposé,
combien sont fondées les assertions de Fritze et
de B. Bell, que j'ai rapportées au commencement
de ce mémoire, et combien elles sont d'accord
avec ce qu'ont publié, à cet égard, quelques
autres auteurs, ainsi qu'avec les résultats de mon
expérience et de mes observations particulières.
L'ensemble de ces faits et de ces réflexions me

paraissent trop concluans , et beaucoup trop
nombreux , pour ne pas déterminer les personnes
de l'art à fixer toute leur attention sur ce point
de pratique journalière. C'est , surtout , dans les
hôpitaux où l'on traite les maladies vénériennes ,
et dans les habitations malsaines , que divers
accidens dont il a été question sont les plus ter-
ribles et les plus à craindre. D'ailleurs , ce que
j'ai dit de l'emploi trop général des topiques
relâchans , au sujet des bubons syphilitiques ,
peut aussi s'appliquer à beaucoup d'autres cas
de chirurgie , dans lesquels j'ai également vu
survenir des accidens analogues à ceux dont j'ai
parlé, par suite de ces topiques.

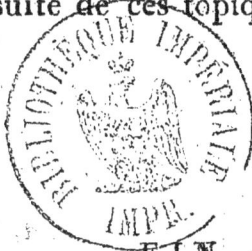

FIN.

A MONTPELLIER,

DE L'IMPRIMERIE DE J.-G. TOURNEL , PLACE
LOUIS XVI , N.o 57.

1819.

www.ingramcontent.com/pod-product-compliance
Lightning Source LLC
Chambersburg PA
CBHW070742210326
41520CB00016B/4553